www.ingramcontent.com/pod-product-compliance
Lightning Source LLC
Chambersburg PA
CBHW021830170526
45157CB00007B/2749
9781097668076